AF370036

MARCEL FOSSEYEUX

SECRÉTAIRE GÉNÉRAL

DE LA SOCIÉTÉ FRANÇAISE D'HISTOIRE DE LA MÉDECINE

DANTE

ET LA MÉDECINE DE SON TEMPS

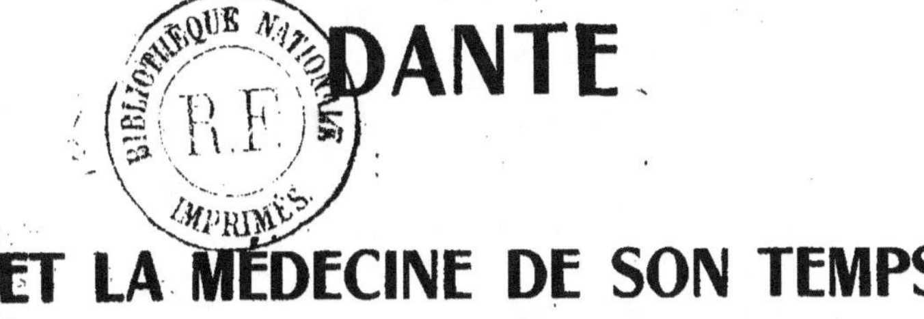

(Extrait de la *Revue des Etudes Historiques*, Nº d'Avril-Juin 1922.)

PARIS

LIBRAIRIE AUGUSTE PICARD

82, RUE BONAPARTE, 82

Marcel Fosseyeux

Secrétaire Général
DE LA SOCIÉTÉ FRANÇAISE D'HISTOIRE DE LA MÉDECINE

....

DANTE

ET LA MÉDECINE DE SON TEMPS

(Extrait de la *Revue des Etudes Historiques*, Nᵒ d'Avril-Juin 1922.)

PARIS
LIBRAIRIE AUGUSTE PICARD
82, RUE BONAPARTE, 82

Dante et la médecine de son temps.

MAINTENANT que les discours se sont tus, que les fêtes sont terminées, que l'année jubilaire est close, n'est-il pas trop tard, dans un dernier recueillement, pour se pencher vers l'énigmatique figure de l'immortel poète, et, parmi tant de problèmes soulevés, de questions posées, pour ajouter encore un commentaire à sa vie ?

Tout d'abord écartons ici toute idée d'explication de l'œuvre du Dante par son tempérament. Nous n'avons aucune donnée suffisamment précise pour entreprendre une analyse de ce genre. Elle n'a réussi d'ailleurs ni au psychiâtre italien Lombroso, se fondant sur le dernier vers du V⁰ chant de l'*Enfer*, *E caddi come corpo morte cade*, « je tombai comme tombe un corps sans vie », pour prétendre que le poëte avait dû souffrir de crises épileptiques, ni à l'écrivain français, Max Durand-Fardel (1), cherchant à établir qu'il avait été toute sa vie sujet à des visions et des hallucinations, se rapprochant de l'hystérie.

Nous savons même peu de chose de son physique ; d'après un biographe c'était « un petit homme noir qui se tenait penché, un peu bossu, et comme une demi-arche de pont » ; tel nous le représente dans une stylisation un peu hiératique le sculpteur Aubé, dans la statue exposée au Petit Palais. M. Passerini, spécialiste d'études dantesques, vient de faire paraître à Florence un volume : *Il ritratto di Dante* : 1921, où il nous apprend combien il faut être prudent dans les attributions des effigies de Dante, dont la plus ressemblante figurait sur la fresque de Taddeo Gaddi à Santa Croce détruite aujourd'hui et d'où dérive le portrait du ms. 320 de la Bibliothèque Natio-

____

(1) *La personne de Dante dans la divine Comédie*, 1896.

nale de Florence, le buste de Naples et le tableau quatrocentesque de Sainte-Marie des Fleurs.

C'est à tort, en effet, d'après M. Corrado Ricci, qu'on aurait cru retrouver un portrait de Dante dans les parties de fresque rendues à la lumière, en 1920, à Ravenne, dans l'église de San-Pietro Maggiore ou San-Francesco, basilique des premiers siècles de l'ère chrétienne, réouverte solennellement le 11 septembre 1921 pour les fêtes du tricentenaire. C'est dans cette église que reposèrent les restes de Dante jusqu'à l'érection de son nouveau tombeau ; ses ossements ravis au xiv° siècle par le moine Antonio Santi, y ont été rapportés en 1865. Au primitif tombeau de Dante appartenait un bas relief de marbre, représentant la madone avec son enfant, provenant de la collection Davillier, conservé au Musée du Louvre, qui vient d'en offrir un moulage à la ville de Ravenne.

En ce qui concerne sa santé, Dante n'a parlé clairement que d'un mal d'yeux qu'il a guéri dans une pièce faiblement éclairée et par de simples lavages à l'eau fraîche (1), ce qui n'est pas d'une thérapeutique bien compliquée, mais laisserait entendre qu'on commençait à accorder la préférence aux remèdes naturels sur les formules compliquées venues des Arabes.

Dans la *Vita Nova* (2), il fait allusion à une cruelle maladie qui le tortura neuf jours et l'affaiblit à l'extrême : au cours d'une vision terrible que lui apportait la douleur, une dame pieuse et noble, peut-être une sœur ou une demi-sœur, nous dit M. Gauthiez (3), se mit à pleurer, elle aussi, parce qu'elle l'avait vu pleurer et gémir. Et c'est tout.

Mais une autre question plus large se pose : qu'elles étaient les connaissances médicales de Dante, et comment apparaissent-elles dans son œuvre ? Il a parlé des pestilences de l'Ethiopie, de la peste d'Egine, des marécages du Mincio et de cette Maremme toscane, région impaludée par excellence, plaine immense avec des ruisseaux sans issue vers la mer et des fourrés épineux, que les Italiens appellent la Macchia, et qui s'étend depuis l'embouchure de la Magra jusqu'à celle du Volturne. Dans *l'Enfer* (4) il décrit le frisson du stade algide de la malaria qu'il appelle la fièvre quarte, suivant la division alors adoptée de fièvres semi-tierces, tierces, quartes, quintes, septimes et nonantes. « Tel celui qui est si proche du frisson de la fièvre

(1) *Il Convito,* III, 9.
(2) XXIII p. 58.
(3) *Dante* 1908.
(4) C. XVII, v. 85-87.

quarte que déjà ses ongles sont livides, et rien qu'à regarder un endroit ombragé tremble de tous ses membres. » On pourrait aussi citer la gale, la paralysie, l'hydropisie, la phtisie, le rachitisme, le mal des yeux. Grâce à des exemples bien choisis, un médecin américain, le Dr Dernehl, de Milwaukee (Wisconsin), prétend même (1) qu'il avait des connaissances médicales supérieures à celles d'un profane.

Il a parlé de la lèpre, si fréquente à son époque, et décrit, en termes expressifs, la variété que l'on nomme aujourd'hui lèpre nodulaire ou tuberculeuse, dont l'un des principaux symptômes est la perte des ongles ; il met dans la bouche de Virgile, s'adressant à un lépreux en train de se gratter, ces mots : « Puissent tes ongles te suffire pour ce travail durant l'éternité » (2). Il est encore question de la même affection dans d'autres passages de l'*Enfer* et du *Purgatoire*.

Il emprunte, semble-t-il, à Ovide, sa description de la peste d'Egine (3), lorsqu'au 10e cercle de l'*Enfer*, il compare l'intensité des souffrances des faussaires avec celles de la peste (4) : « Je ne saurais imaginer plus triste spectacle ; à Egine, tout le peuple était atteint, lorsque l'air était si plein de pestilence. que tous les animaux, jusques aux vermisseaux, tombaient tous... Celui-ci, couché sur le ventre, celui-là sur le dos, d'autres gisant les uns sur les autres, et d'autres encore rampant et se trouvant sur la sinistre route ; nous avancions silencieux regardant les malades et écoutant leurs plaintes, la force leur manquant pour soulever leur corps. »

Il cite dans ses écrits Thalès de Milet, Anaxagore, Empedocle, Héraclite, Democrite, Epicure, Zénon ; il semble avoir connu également les ouvrages d'Aristote, Galien, Hippocrate, Avicenne, Averroès, ainsi que la « Matière Médicale » de Dioscoride.

Ces hommes illustres du passé sont placés par lui, avec les non baptisés, dans les Limbes.

Dante avait donc, non seulement des connaissances littéraires et philosophiques approfondies, mais encore une culture presque encyclopédique ; comme l'a écrit Maurice Paléologue, il annonce Léonard de Vinci par sa curiosité des problèmes na-

---

(1) Notes médicales sur la « Divine Comédie » de Dante dans *Répertoire de médecine internationale*, 1911, (n° 12) et 1912 (n° 14, 16, 18).

(2) *Enfer*, XXIX, 58.

(3) *Métam.* VII, 652.

(4) *Enfer*, XXIX, 58.

turels et par la sympathie compréhensive qu'éveillent en lui
toutes les formes du monde physique (1).

Bien entendu, il s'agit du monde de son temps, celui dont
il trouvait la description et l'explication dans le Trésor de Bru-
netto Latini, son premier maître, dans le Traité *de Anima*,
d'Hugues de St-Victor, dans les encyclopédies d'Albert le Grand
et de Vincent de Beauvais, l'Aristote et le Pline du Moyen-
Age (2). Depuis la minutieuse description de la flore et de la
faune terrestre jusqu'aux causes des phénomènes météorolo-
giques et astronomiques, il applique à tout une remarquable
faculté d'analyse et d'intuition. (3)

Pour ce qui nous occupe plus particulièrement, nous le voyons
ébaucher dans le *Purgatoire* (4) une théorie du devenir embryo-
génique. Les catégories de l'école l'aident à expliquer les méta-
morphoses et les progrès de la semence humaine à travers
les trois règnes quand elle commence par être animée de la
vie végétale puis acquiert l'organisation du fungus marin.

D'après lui (5) les plus nobles pensées naissent de l'ébran-
lement de cet « esprit de vie qui réside dans la voûte la
plus secrète du cœur », qu'éveille en lui la première vue de
Béatrice et qui, dès cet instant, « commença à trembler avec
tant de force que ce mouvement se fit sentir dans les plus pe-
tites veines ».

Une psycho-physiologie (6) nouvelle s'était fait jour avec
saint Thomas d'Aquin. Dante en résume l'idée principale lorsqu'il montre au chant XXV du *Purgatoire* « comment il y a
une âme unique qui vit, sent et tournoie sur elle-même », ou
encore lorsqu'il explique dans le *Banquet* (7) comment « la
vie comporte bien des modalités ; pour les plantes, c'est végéter,
pour les animaux c'est végéter, sentir et se mouvoir, pour les
hommes, c'est végéter, sentir, se mouvoir et raisonner ou entendre ».

(1) M. Paléologue, *Dante*, p. 252.

(2) A. Reunier, *Quelques mots sur la médecine au Moyen-Age, d'après le Speculum
majus de Vincent de Beauvais*, 1893.

(3) I. Cantu, *Dante considerato come uomo di scienza*, Milano, 1847, et The Astronomy
of Dante, dans *Quaterly Review*, Avril 1898.

(4) Chant XXV, 39.

(5) *Vita nuova*, II.

(6) Salvatore de Renzi, « La medicina in Italia di tempi di Dante » dans le volume
Dante e il suo secolo, Florence, 1865, p. 533-544, et Michelangelo Asson, « La conoscenze
biologiche et mediche di Dante Alighieri ». (*Atti dell' Instituto veneto*, vol. vi, 3° série,
1861).

(7) IV, 7,

La chirurgie à son époque commence à se traduire dans la pratique avant de passer dans les chaires et dans les livres. La doctrine de Ruggiero de Salerne adoptée par les chirurgiens italiens est enseignée et codifiée par Roland de Parme, puis commentée par les maîtres de Salerne.

Diverses écoles bientôt surgissent dans les provinces d'Italie et vont amener une réaction contre les doctrines traditionnelles de Salerne. Frédéric II, empereur et roi de Sicile, avait fondé en 1224 l'Université de Naples, et imposé l'étude de l'anatomie sur les cadavres humains, devançant de plus de 80 ans l'édit du Grand Conseil de Venise, de 1308, prescrivant qu'il fût chaque année procédé à la dissection d'un cadavre. C'est à la Cour de Naples que le médecin de Frédéric II, Jean de Procida, spolié, poursuivi, passait sa vie à lutter contre les papes ; que, exilé de sa patrie pour des raisons politiques, se réfugiait Pietro de Crescenzi, de Bologne, initiateur dans les provinces méridionales des jardins botaniques déjà introduits à Salerne et peu à peu dans toutes les autres universités d'Italie ; que Nicolas de Reggio traduisait Galien, abandonnant la scholastique pour s'abreuver aux pures sources des Grecs. A l'époque de Charles Ier, Jean de Casamicciola occupait la principale chaire de médecine à l'université de Naples, et un de ses disciples, Arnauld, se retirait au monastère cistercien de Casanova, dans les Abruzzes, pour écrire un *Abrégé de la pratique*, inséré à tort dans les œuvres d'Arnauld de Villeneuve. Les ouvrages d'un autre disciple de Jean de Casamicciola, François de Piémont, médecin de Charles II, figurent de même à tort dans l'édition des œuvres de l'arabe Mésué.

Tandis qu'un Calabrais, Bruno de Longobuco, formait à Padoue, vers le milieu du XIIIe siècle, une nouvelle école de chirurgie, Guglielmo da Saliceto di Placenza, l'homme le plus érudit de son temps, était l'initiateur de l'école lombarde, et son disciple, Lanfranco, de Milan, exilé, comme Dante, de sa patrie, par un arrêt de Matteo Visconti, venait à Paris, en 1225, former la lignée de chirurgiens dont Guy de Chauliac allait être le plus illustre.

A Bologne, Ugo da Lucca, avait restauré la chirurgie et formé une école qui, aux enseignements traditionnels, ajoutait les doctrines des Arabes, connues alors par les traductions de Girard de Crémone et accueillies avec enthousiasme. Taddeo, fils d'Alderetto, né en 1223, y professait avec éclat, recueillant la richesse et les honneurs. Dans la cité adoptive, où il mourut en 1295, il recevait des seigneurs, ses clients ordinaires, 50 ducats

par visite ; il en exigeait 100 du pape Honorius IV ; il le guérit
de la goutte et pour cela reçut 10.000 ducats (240.000 fr. (1).
Dante le surnomme, dans le *Convito*, l' « Hippocratista », rap-
pelant ainsi à propos de sa traduction de l'Ethique d'Aristote
en italien vulgaire, qu'il fut le promoteur des doctrines hippo-
cratiques. (1)

Peut-être pensait-il à lui (2) dans le *Paradis*, quand, louant
dans la philosophie l'amour de la sagesse qui ne recule pas
devant le sacrifice et ne cherche pas de récompense dans l'étude,
il condamne âprement tout but intéressé : « Il ne doit pas s'ap-
peler vrai philosophe celui qui est ami de la sagesse pour son
utilité. Ainsi sont les légistes, les médecins, et presque tous les
religieux qui étudient, non pour savoir, mais pour conquérir
argent et dignités » (3).

Taddeo, dans une de ses leçons, démontrait que, d'après les
lois de la physique, un homme qui mangerait neuf jours durant
des aubergines (*pietrunciana*) perdrait l'esprit. Neuf jours après,
se lève un des écoliers. « Maître, dit-il, tel chapitre que vous avez
lu, n'est pas vrai ; j'en ai fait l'expérience et je ne suis pas
fou. » Ce disant, il tourne le dos et trousse irrévérencieusement
ses habits. Ecrivez, dit Taddeo, que tout ce chapitre est prouvé,
et qu'on en fasse une nouvelle glose (4).

Il fut le maître de Dino del Garbo, dont le fils Tommaso écri-
vit des commentaires sur Galien, Avicenne, Aristote (5). Il mourut à l'heure qu'il avait lui-même prédite. Pour le remplacer,
s'abattit sur Florence une nuée de médecins, qui, dit Sacchetti,
n'auraient pas su trouver le pouls d'un moulin.

A Bologne, Dante a suivi très probablement les cours de
Taddeo, qui monta dans sa chaire vers 1260. C'est là aussi
qu'il a connu Cocco d'Ascoli, prince des astrologues, brûlé plus
tard par l'inquisition florentine. Il y avait à cette Faculté un
professeur d'astrologie, et les médecins étaient obligés de tirer

---

(1) Sur Taddeo, voir Filippo Villani, *Vita di Taddeo*, apud oss. fior. I - 134, et
Guiseppe Pinto, *Taddeo da Firenze e la medicina in Bologna nel* XIII° *secolo*, Roma,
1886.

(2)   Non per lo mundo, per cui uno s'affanna
    Di retro ad Ostiense ed a Taddeo
    Ma per amor della verace manna
    In picciol tempo gran dottor si feo.
                    (*Parad.* XII, 81-85.)

(3) *Il Conv.* III 11.

(4) *Il Novellino*, nov. 34 p. 36.

(5) Ses œuvres se trouvent à la Bib. nat. ms. 6964. D'après le D' Pansier, il aurait
professé à Montpellier, *Histoire de la Fac. de Montpellier au Moyen-Age*, Janus, 1904.

les horoscopes, car « un médecin sans l'astrologie, c'est, disait-on, un œil qui ne peut pas voir » (1).

Peut-être aussi, Dante fut-il initié aux pratiques de la magie, comme le laisseraient supposer certains passages de l'*Enfer* (2) concernant sa croyance aux maléfices. Sa déposition faite en faveur de Galeazzo et de Matteo Visconti, dans le procès d'envoûtement contre le pape Jean XXII, qui se déroula à Plaisance, en 1320, le fit même accuser de sorcellerie, mais sans aucune preuve. (3)

N'a-t-il pas condamné à marcher et à regarder en arrière (4) les esprits qui font des prédictions : « Ils semblaient littéralement tordus depuis le menton jusqu'au début du thorax, car la face était tournée vers les reins, et ils devaient marcher à reculons, comme s'ils avaient perdu la faculté de regarder en avant. C'est peut-être par la violence de la paralysie que quelques-uns ont été ainsi tordus, mais je n'ai jamais vu cela, ni ne le crois pas ».

Les médecins, qui avaient fait leurs études à Bologne (5) ne passaient pas d'ailleurs pour en avoir rapporté des connaissances approfondies, si nous en croyons Boccace, qui, cependant, dans divers passages de Décameron, leur témoigne une bienveillante sympathie. « Un médecin, né à Florence, dit-il, dans la nouvelle IX de la 8ᵉ journée, avait été faire ses études et prendre ses grades à Bologne. De retour dans sa patrie, décoré du bonnet et de la robe du docteur, on ne tarda pas à s'apercevoir qu'il était aussi ignorant qu'avant son départ. Et véritablement rien n'est plus ordinaire dans notre bonne ville de Florence que de voir ceux qui ont été prendre à l'Université de Bologne soit le grade d'avocat, soit celui de médecin, soit celui de notaire, ne cacher sous leur longue robe qu'une sotte présomption fruit de leur crasse ignorance. C'est surtout ce qu'on remarqua autrefois dans le nommé Simon de Villa, plus riche en biens patrimoniaux qu'en qualités acquises ».

---

(1) Voir, à ce sujet, Rodocanachi, Les médecins et les astrologues italiens en France, dans son vol. *Etudes historiques*, 2ᵉ série, 1919.

(2) *Enfer*, XX, 121-23, XXIV, 112-14, XXXIII, 26-7.

(3) Robert Michel, le procès de Matteo et de Galeazzo Visconti, l'accusation de sorcellerie et d'hérésie du Dante dans l'affaire d'envoûtement, in *Mél. d'archéol., et d'Histoire de l'Ecole franç. de Rome*, t. XXIX, 1909, et Girolamo Biscaro, Dante Alighieri et les sortilèges de Matteo et de Galeazzo Visconti contre le pape Jean XXII, in *Archivio storico lombard*. fasc. 4, de 1920.

(4) *Enfer*, XIX, 11.

(5) Voir Malagola, *Statuti della Universita e dei collegi dello studio Bolognese*, Bologne 1888, et Puccinotti, *Storia della medicina*, Livourne, 18, 55, t. II,

Contre le costume d'apparat des médecins s'indignait la verve de Pétrarque : « Des robes d'une pourpre cramoisie, avec des parements de diverses couleurs, des anneaux étincelants, des éperons dorés: de quel homme même sensé, tant d'éclat n'éblouirait-il pas les yeux ? Je le demande, que leur manque-t-il maintenant, sinon les chevaux blancs et des chars couverts de pourpre ! Et même, les chevaux ne leur manquent pas, ni les ornements dorés des chevaux ; quant aux chars ils y arriveront bientôt. Ils ne peuvent pas tous avoir tué cinq mille hommes, comme l'exige l'ancien règlement romain ; il leur suffira d'en avoir tué le plus possible ». Et il ajoute cette phrase lapidaire : « Les médecins ont coutume de diminuer la fortune des malades et d'augmenter leur mal ». (1)

Il ne suffisait pas, toutefois, pour exercer à Florence, d'avoir subi ses examens à Bologne ; il fallait en subir un à nouveau devant les consuls de l'art. Le médecin qui revenait de cette Université paraissait dans les rues avec des vêtements ornés d'écarlate et de vair, le chaperon retombant sur les épaules, la barrette de velours, les gants aux mains, accompagné d'un serviteur et d'un bidet. Il abandonnait au chirurgien la saignée, mais se réservait toutes les opérations délicates. Souvent, il demeurait dans la boutique d'un apothicaire ou tenait boutique lui-même. Les apothicaires étaient alors en faveur et formaient, avec les médecins et les merciers, le 5ᵉ art, dans lequel Dante s'était fait immatriculer. Ce n'était, d'ailleurs, qu'une formalité ; il fallait appartenir à l'une des 21 corporations officielles (2), mais rien n'indique qu'il ait jamais professé la médecine, ni fait le commerce des épices d'Orient, car c'était là le plus gros trafic des « speziali » ou apothicaires, qui vendaient aussi des simples, des sucreries, des juleps et des cercueils. Il y avait au XIVᵉ siècle, à Florence, 60 médecins et 100 boutiques d'apothicaires (3). Les traitements étaient généralement peu compliqués : on consultait surtout les urines. Un certain Macheruffo, venu de Padoue à Florence exercer les fonctions de podestat avec un manteau et un chaperon identiques à ceux des médecins, trouva le lendemain à sa porte, selon l'usage, nombre de vases de nuit en verre.

(1) *Lettres*, trad. Develay. 1891, p. 200.

(2) Statuti dei medici, speziali e merciai 1313-1316, in Gherardi, *Gli Statuti della Università e studio Fiorentino*.

(3) Perrens, *La civilisation Florentine*, t. III, liv. 7, et A. Chiapelli, Studi sull' esercizio della medicina in Italia, negli ultimi tre secoli del medio evo, in *Giornale della r. Società italiana d'Igiene*, Milan, 1885 (t. VII).

Des contemporains nous ont laissé quelques précisions sur la thérapeutique d'alors. On utilisait beaucoup les simples, et Sprengel nous dit que toutes les plantes furent essayées à tour de rôle (1). On recommandait pour les maux d'estomac les bains de Sienne et de San Casciano ; les médecins y préparaient leurs clients en leur faisant prendre des sirops et des purgatifs. L'eau même de l'Arno passait pour spécifique ; il y avait des bains sur la loggia du Ponte Vecchio. On envoyait aussi à la mer. Toutes les drogues ne réussissaient pas ; Peruzzi rapporte que des pilules, composées de dix substances délayées dans du vin blanc, tuèrent net un jour Pietro Guicciardini. On arrêtait, raconte Boccace (2), une hémorrhagie en brûlant le patient avec une chandelle après l'avoir attaché avec de grosses cordes. On croyait enfin au pouvoir des pierres précieuses, et Dante fait allusion au rubis, qui, pulvérisé dans l'eau, guérissait les maladies d'yeux (3).

Le prix des consultations variait entre 2, 4 et 5 florins.

Bien entendu l'intercession des Saints était en grande faveur. Dans le cortège de l'Eglise militante, Dante montrait saint Luc comme un disciple du grand maître Hippocrate. L'image de la Vierge de l'Annonciation guérissait les infirmes et les possédés. Aux fous, on mettait sur la tête la mitre de saint Zanobi, et sur les épaules le manteau de saint Gualbert, ou de quelque autre bienheureux.

L'ermite Gualberti avait rendu la vue à un aveugle en lui frottant les yeux avec une bouse de vache, et cette cure merveilleuse était retracée dans un tableau qui se voit encore sur les murs de l'abbaye de Vallombrosa. D'ailleurs les aveugles formaient à Florence une classe à part, se livrant à la mendicité, installés sous les portiques des palais et des églises, à la Nunziata, à Or san Michele, et se réunissant le soir dans une auberge au pied du campanile de San Lorenzo.

Enfin, les médecins avaient la concurrence gratuite des Frères mineurs, des Frères prêcheurs, et aussi celle des Juifs.

On se rappelle l'œuvre des tertiaires de Saint-Dominique et de Sainte-Catherine pendant la peste de Toscane, en 1374 (4). Les pestes antérieures, celle de 1340, celle de 1347, rendues cé-

----

(1) *Histoire de la médecine*, I, 138.

(2) Giorno, IV, nov.

(3) *Parad.* XXX, 64, 96.

(4) Capecelatro, *Storia di S. Catarina da Siena*, Sienne, 1870.

lèbres par Boccace, furent terribles. On en vint à ne plus pouvoir ensevelir les morts, et à ne jeter sur eux que quelques pelletées de terre, comme on saupoudre de fromage les vermicelles, dit un contemporain : « Come si ministrasse lasagne a fornire di formaggio ».

A Sienne, surtout, la peste fut terrible : plus de 60.000 personnes périrent, il ne resta que 15.000 habitants. Ecoutons un contemporain :

« Dans beaucoup d'endroits, on avait ouvert de vastes tranchées où l'on jetait les corps en les recouvrant d'un peu de terre. Ensuite, on plaçait d'autres corps par-dessus en les recouvrant encore de terre et ainsi on les étendait, par couches successives, jusqu'à ce que la tranchée fût remplie. Et moi, Agnolo di Tura, qu'on appelle Grasso (1), j'ai enterré de mes propres mains cinq de mes enfants dans une tranchée et bien d'autres firent de même. Et quelques-uns des cadavres étaient si mal recouverts que les chiens les déterraient et les dévoraient ; et les cloches ne sonnaient pas et personne ne pleurait, quelle que fût la grandeur de son deuil, car chacun songeait que sa fin était proche. Et cela continua ainsi au point que nul ne croyait qu'une seule âme survivrait. »

C'est à Sienne (2) que se trouvait le grand hôpital Santa-Maria della Scala, fondé pour les pèlerins, en 832, enrichi par les marchands de la ville, où Bernardin devait faire, en 1400, lors d'une épidémie de peste, l'apprentissage de la sainteté ; il existe encore, avec sa vaste et longue salle aux arceaux gothiques. C'est de Sienne que vint en France le célèbre Hugues de Saint-Victor. C'est à Sienne qu'Aldebrandini avait écrit, en 1256, son *Régime du corps*, traité de puériculture édité par Landouzy en 1911 (3), et que Pierre d'Espagne (4), le futur Jean XXI, qui se trouva parmi les médecins qui soignèrent les blessés après la bataille de Montaperti (1260), avait enseigné la thérapeutique, la chirurgie, la diététique. Sienne, la ville propre, aux rues dallées, aux bains nombreux, en avance sur l'hygiène de son temps, était célèbre par la coquetterie de ses femmes, couvertes

(1) Cronica Senese di Andrea Dei et Agnolo di Tura, in Muratori, *Re. Ital. Script.* t. XV.

(2) Langton Douglas, *Hist. de Sienne*, 2 vol., et Thureau-Dangin, *St Bernardin de Sienne*, 1896.

(3) Aldebrandin de Sienne, *Le régime du corps, texte français du XIIIᵉ siècle*, par L. Landouzy et R. Pépin. 8ᵉ 1911.

(4) Petella, Sull, identito di Pietro Hispano, medico in Siena e poi Papa, cal filosofo Dantesco, in *Bull. Senese di Storia Patr.*) ann. VI (1899) fasc. II, p. 277-329.

de fards et de postiches, dont saint Bernardin devait censurer la futilité en phrases enflammées :

« Vous vous fardez plus qu'aucunes femmes que je connaisse. Ne voyez-vous pas que vous vous flétrissez vous-mêmes, et provoquez l'aversion des hommes. Il en est parmi vous dont la bouche empoisonne grâce à ces fards, d'autres qui empestent le soufre, d'autres qui se teignent avec ceci ou cela, et vous imposez toute cette fétidité à vos maris. Combien parmi vous ont leurs dents abîmées par les pâtes que vous y appliquez. Songez bien que c'est l'œuvre du démon qui veut vous entraîner à une fin misérable, vous et vos maris » (1).

A Rome, le clergé avait l'administration des hôpitaux (2) et en particulier de l'hôpital du Saint-Esprit en Saxe, fondé par Innocent III à la fin du xiiᵉ siècle, en remplacement d'un refuge primitif destiné aux pélerins anglo-saxons, par le roi Ina, ce qui explique sa dénomination ; il était dirigé par l'ordre du Saint-Esprit, fondé en 1204 par Guy de Montpellier, et qui avait de nombreuses ramifications en France (3). Cet établissement fut toujours l'objet de la sollicitude incessante des pontifes, comme on peut le voir dans les registres d'Urbain IV et de Boniface VIII. La famille Colonna allait se distinguer bientôt par d'importantes fondations, tel que l'hôpital Saint-Sauveur, dû à la générosité du cardinal Jean Colonna (1216) et celui de Saint-Jacques (1338), dû à Pierre Colonna, ouvert aux malades de toutes les nations. C'est d'ailleurs une caractéristique du cosmopolitisme romain d'avoir abouti à la création d'hôpitaux réservés chacun aux malades des diverses « nations », comme on disait alors et dirigés par elle (4).

De ce trop rapide aperçu à travers les écoles et les villes de l'Italie à cette époque, il résulte que Florence n'ayant pas d'Université, c'est, en définitive, grâce à son travail et à sa volonté personnelle que Dante découvrit lui-même la science de son temps. S'il ne fut pas à proprement parler un autodidacte, du moins il trouva autour de lui un groupe de gens du monde, d'amis adonnés à l'amour de la science, et parmi eux son fidèle Guido Cavalcanti, celui qu'on appelait à Florence Guido Compostelle, parce que, parti en pèlerinage pour Saint-Jacques,

(1) *Le prediche volgari*, III, 206.

(2) **A. de Bouard**, *Régime politique et institutions de Rome au moyen âge* (1252-1347), 1921, p. 196.

(3) Peignot, *Hist. de la fondation de l'hôpital du St-Esprit de Rome et de Dijon*, 1838.

(4) Pinzi, *Gli ospizi mediœvali*, 1893.

Il s'était, de Toulouse à Nîmes, attardé à divers amours, oubliant les dévotions qui l'attendaient en Galice.

Mais, aucun de ses amis n'aurait pu mettre Dante dans la voie, s'il n'y avait eu en lui, comme l'a montré M. Henry Cochin, dans la Préface de sa traduction de la *Vita Nova*, ce désir illimité de posséder, pour trouver en elle la béatitude, cette science encyclopédique, immense et sans limite, s'étendant depuis les connaissances sensibles les plus précises jusqu'à la raison pure, jusqu'à la contemplation extatique de la vérité absolue. Cette science comprenait toutes les sciences humaines et les ordonnait toutes en Dieu : « Pensez, écrit Ruskin, dans *Fors Clavigera*, au goût délicieux et délicat qu'on trouvait jadis à cette nourriture-là, quand elle n'était pas aussi commune qu'aujourd'hui, quand les jeunes hommes — ceux de la belle race — en avaient faim et soif. » Pour reprendre une expression du *Paradis :* « Le ciel est une lumière intellectuelle pleine d'amour, amour du vrai bien plein de joie, joie qui passe toute douceur » (1). Et nous pouvons évoquer, en terminant, non plus l'image d'un Dante sombre, contre laquelle protestait M. Barrès, dans un discours récent, à la Sorbonne (2), mais l'homme d'étude, tout illuminé des divines clartés de la science, celui qui disait, en parlant de Béatrice (3), au 2ᵉ chant du *Paradis :* « Elle regardait en haut, je regardais en elle. »

Marcel FOSSEYEUX.

(1)   ....Al ciel ch'e pura luce,
Luce intellectual piena d'amore,
Amor di vero ben pien di letizia,
Letizia che transcende ogni dolzore.
Par. XXX, 39-42.

(2) *Revue hebdomadaire* du 11 juin 1921.

(3) Beatrice in suso ed, io in lei guardava.

Rodez, im. Carrère (Maison fondée en 1624). 422.50